BEI GRIN MACHT SICH IHR
WISSEN BEZAHLT

AF135959

- Wir veröffentlichen Ihre Hausarbeit,
  Bachelor- und Masterarbeit

- Ihr eigenes eBook und Buch -
  weltweit in allen wichtigen Shops

- Verdienen Sie an jedem Verkauf

Jetzt bei www.GRIN.com hochladen
und kostenlos publizieren

GRIN

Selbstwirksamkeitserwartung, Health-Belief-Modell und Beratungsgespräch. Eine Übersicht

Toni Werner

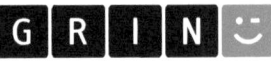

Bibliografische Information der Deutschen Nationalbibliothek:

Die Deutsche Nationalbibliothek verzeichnet diese Publikation in der Deutschen Nationalbibliografie; detaillierte bibliografische Daten sind im Internet über http://dnb.d-nb.de abrufbar.

ISBN: 9783346758477
Dieses Buch ist auch als E-Book erhältlich.

Druck und Bindung: Books on Demand GmbH, Norderstedt Germany
Gedruckt auf säurefreiem Papier aus verantwortungsvollen Quellen

Das vorliegende Werk wurde sorgfältig erarbeitet. Dennoch übernehmen Autoren und Verlag für die Richtigkeit von Angaben, Hinweisen, Links und Ratschlägen sowie eventuelle Druckfehler keine Haftung.

Das Buch bei GRIN: https://www.grin.com/document/1295113

Deutsche Hochschule für

Prävention und Gesundheitsmanagement

Hermann Neuberger Sportschule 3

66123 Saarbrücken

Einsendeaufgabe

Fachmodul:	Psychologie des Gesundheitsverhaltens
Studiengang:	B.A. Gesundheitsmanagement
Datum Präsenzphase:	24.02. – 26.02.2020
Name, Vorname:	Werner, Toni
Studienort:	**Stuttgart**
Semester:	**WS2019**

Inhaltsverzeichnis

1 Aufgabe 1 - Selbstwirksamkeitserwartung

1.1 Definition Selbstwirksamkeitserwartung

Unter „Selbstwirksamkeitserwartung" (Englisch: „perceived self-efficacy") versteht man die Überzeugung einer Person, in neuen oder schwierigen Situationen mittels eigener Kompetenzen angemessene Verhaltensresultate erzielen zu können (Warner, 2020). Nach Bandura (1994) bestimmt die Selbstwirksamkeitserwartung wie sich Menschen fühlen, denken, motivieren und verhalten.

1.2 Auswertung - Selbstwirksamkeitserwartung zur sportlichen Aktivität

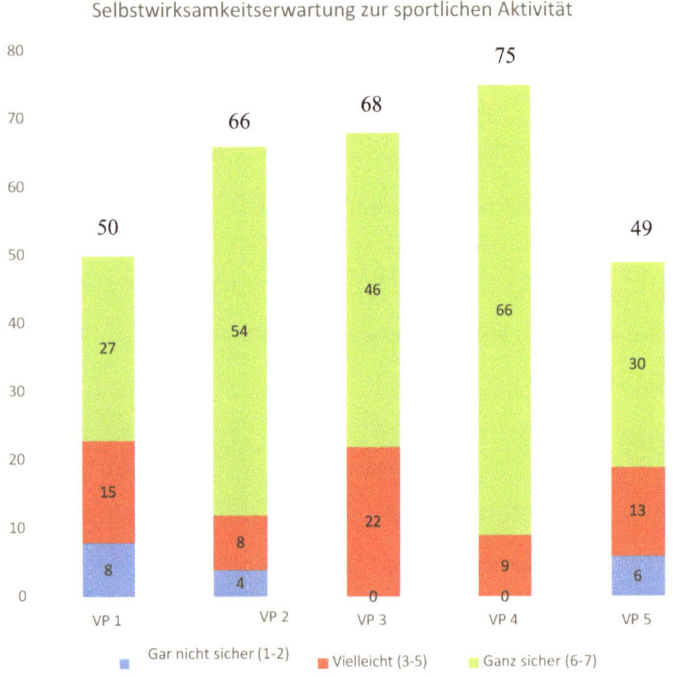

Abb. 1: SSA-Skala: Selbstwirksamkeitserwartung zur sportlichen Aktivität (eigene Darstellung)

Das Diagramm in Abb. 1 zeigt die Auswertung der Selbstwirksamkeitserwartung zur sportlichen Aktivität. Ein geringer Score zeugt von einer eher geringen Selbstwirksamkeitserwartung in gewissen Situationen bzw. unter bestimmten Umständen die Motivation oder auch Konsequenz zur Ausführung einer sportlichen Aktivität zu haben.

Die Selbstwirksamkeitserwartung zur sportlichen Aktivität wurde mittels einer 7-stufigen SSA-Skala (nach Fuchs & Schwarzer, 1994) anhand von 12 Fragen ermittelt. Die Antwortmöglichkeiten erstreckten sich von „gar nicht sicher" (blau; 1 & 2) über „vielleicht" (rot; 3, 4 & 5) bis zu „ganz sicher" (grün; 4 & 5). Der Gesamtwert ergibt sich durch Aufsummieren der einzelnen Antworten – die Teilbereiche sind zur Verdeutlichung des eruierten Gesamtscores ebenfalls dargestellt. Minimal kann ein Score von 12-, maximal von 84 Punkten erzielt werden. Je höher der Score, desto eher ist die Person gewillt, einer sportlichen Aktivität nachzugehen. Dies zeugt von einer hohen Selbstwirksamkeitserwartung zur sportlichen Aktivität.

Die fünf Probanden in dieser Auswertung erzielen Gesamtwerte von 49 bis 75 (m=61,6) wobei Werte im „grünen" Bereich durch die hohe Punktzahl von sechs und sieben den größten Einfluss haben. Angaben in diesem Wertebereich sprechen für eine hohe spezifische Selbstwirksamkeit des Probanden; wie sich zeigt haben alle Teilnehmer die meisten Punkte durch eine Antwortmöglichkeit aus diesem Bereich erreicht. Für zwei Probanden (VP3 & VP4) gibt es keine Situation, in der eine geplante Sportaktivität nicht ausgeführt wird. Die Versuchspersonen 3, 4 & 5 sind sich größtenteils „ganz sicher" eine Sportaktivität unter den angegebenen Umständen auszuüben.

1.3 Studien-Recherche

Tab. 1: Gegenüberstellung Studien (modifiziert nach Dohnke et. al., 2006; Schneider & Rief, 2007)

	Dohnke et. al. (2006) – Der Einfluss von Ergebnis- und Selbstwirksamkeitserwartung auf die Ergebnisse einer Rehabilitation nach Hüftgelenkersatz	Schneider & Rief (2007) – Selbstwirksamkeitserwartungen und Therapieerfolge bei Patienten mit anhaltender somatoformer Schmerzstörung
Fragestellung	Gibt es einen Zusammenhang von Ergebniserwartung unter Einfluss der Selbstwirksamkeitserwartung zu Reha-Beginn und den tatsächlichen Reha-Ergebnissen? Haben behandlungsbezogene Erfahrungen, körperliche Gesundheit und emotionales Wohlbefinden einen Einfluss auf den körperlichen Gesundheitszustand?	Führen Therapieerfolge in Schmerzbewältigung und Beeinträchtigung zur Steigerung der Selbstwirksamkeitserwartungen? Welchen relativen Beitrag leisten Erfolge in diesen Bereichen?
Stichprobe	n=1065 Reha-Patienten	n=316 Reha-Patienten
Materialien/Test	Fragebögen	Fragebögen
Untersuchungsdesign	Beobachtungsstudie mit Quer- und Längsschnittanalysen (mit 2 Messzeitpunkten)	Beobachtungsstudie mit 2 Messzeitpunkten
Hauptergebnisse	Je positiver Ergebniserwartung und je höher Selbstwirksamkeitserwartung zu Reha-Beginn, desto besser Reha-Ergebnisse. Hohe Selbstwirksamkeitserwartungen verstärken die positive Wirkung der Ergebniserwartung. Je besser der körperliche Gesundheitszustand, desto höhere Ausprägung der beiden Erwartungstypen. Selbstwirksamkeit umso höher, je geringer die Depressivitätswerte. Ergebniserwartung umso positiver, je höher Selbstwirksamkeit	Therapieerfolge in Schmerzbewältigung und Beeinträchtigung hat die stärksten direkten Effekte und führt so zu einer Steigerung Selbstwirksamkeit. Verbesserungen der Schmerzbewältigungsstrategien haben den stärksten Gesamteffekt auf die Veränderung der Selbstwirksamkeitserwartung.

In den beiden Studien wird der Zusammenhang von Selbstwirksamkeitserwartung und Therapieerfolg untersucht. In der Studie von Dohnke et. al. (2006) soll sich zeigen, ob die Selbstwirksamkeitserwartung der Reha-Patienten Auswirkung auf die Therapie-Ergebnisse hat. Die Studie von Schneider & Rief (2007) hingegen geht den umgekehrten Weg; hierbei soll ein Zusammenhang von Therapiemaßnahmen und der Selbstwirksamkeit gezeigt werden. Es wird eruiert, ob ein erfolgreicher Verlauf einer Therapie bei den Patienten zu einer Veränderung der Selbstwirksamkeit führen kann.

Beide Studien ermitteln anhand von skalierten Fragebögen mit zwei Messzeitpunkten (vor- und nach der Therapiemaßnahme) die Selbstwirksamkeit und Ergebniserwartung. Die Stichprobe in der Studie von Dohnke et. al. ist mit n=1065 Probanden deutlich umfangreicher als die von Schneider & Rief mit, im Vergleich lediglich, n=316 Reha-Patienten, was letztendlich zu Ergebnissen mit einer höheren Reliabilität führt.

Die Studie von Dohnke et. al. verdeutlicht, dass die Ergebnisse der Rehabilitation nach Hüftgelenkersatz erfolgreicher verlaufen, wenn die Ergebnis- bzw. Selbstwirksamkeitserwartung der Patienten zu Reha-Beginn höher ausgeprägt war.

Positive Ergebnisse finden sich ebenfalls in der zweiten Studie; verlief die Therapiemaßnahme bei Patienten mit anhaltender somatoformer Schmerzstörung positiv, so ändert sich die Selbstwirksamkeitserwartung in Abhängigkeit von Veränderung der erlebten Beeinträchtigung und Schmerzbewältigungsstrategien (Schneider & Rief, 2007) und steigert die Selbstwirksamkeitserwartung.

Beide Studien zeigen einen Zusammenhang zwischen der Selbstwirksamkeit und des Therapieerfolgs und können ein signifikantes Ergebnis hinsichtlich des positiven Einflusses von Selbstwirksamkeit auf Therapieerfolge und vice versa hervorbringen.

2 Aufgabe 2 – Literaturrecherche

2.1 Definition „Chronische Erkrankungen"

Laut GEDA (2009) werden die Krankheiten als chronisch bezeichnet, die nicht vollständig geheilt werden können und eine andauernde (wenigstens ein Jahr lang) oder wiederkehrend (mindestens einmal pro Quartal (Rheuma-Liga Berlin, 2014)) erhöhte Inanspruchnahme von Leistungen des Gesundheitssystems nach sich ziehen. Zusätzlich muss eines der folgenden Kriterien erfüllt sein, um laut des Gemeinsamen Bundesausschusses als chronisch krank eingestuft zu werden:

- Pflegebedürftigkeit des Pflegegrades 3,4 oder 5 nach SGB XI
- Es liegt ein bestimmter, auch durch die chronische Erkrankung hervorgerufener Grad der Behinderung von mindestens 60 oder eine Minderung der Erwerbsfähigkeit von mindestens 60% vor
- Auf Grund der vorliegenden Erkrankung ist eine kontinuierliche medizinische Versorgung erforderlich (AOK-Bundesverband, 2016)

Eine einheitliche Definition existiert nicht. Zu chronischen Erkrankungen zählen beispielsweise Herz-Kreislauf-Erkrankungen wie koronare Herzkrankheit oder Schlaganfall, Diabetes, Krebs und chronische Atemwegserkrankungen (GEDA, 2009). Aber auch Erkrankungen am Muskel-Skelett, wie Rückenschmerzen, können chronisch auftreten (Bengel, 2010).

2.2 Erklärung am Health-Belief-Modell

Das Health-Belief-Modell (im Deutschen: Modell gesundheitlicher Überzeugung) will erklären, welche intrinsisch motivierten Prozesse notwendig sind, um sich für ein gesundheitsorientiertes Handeln zu entschließen und stellt die Auswirkung von gesundheitsbezogenen Wahrnehmungen und Überzeugungen auf die Verhaltensausführung systematisch dar (Krämer, 2020). Die Wahrscheinlichkeit, dass eine Person letztendlich ein bestimmtes, der Gesundheit zuträgliches Verhalten zeigt, hängt von der erlebten Bedrohung der betreffenden Erkrankung ab, sowie von der Erwartungen an eine präventive Maßnahme.

Da chronische Erkrankungen nicht genau definiert sind und breit gefächert von gastroenterologischen- über endokrinologischen- bis hin zu Herz-Kreislauferkrankungen auftreten können, muss die Erläuterung im Nachfolgenden auf eine Thematik spezifiziert werden.

Rückenbeschwerden gehören zu häufigsten Ursachen für Arbeitsunfähigkeit in Deutschland – fast jeder dritte Deutsche (∅28%) hat öfter oder ständig Rückenschmerzen – und stehen damit noch vor Hypertonie (∅22%) und Adipositas (∅15%) (Statista Research Department, 2017). Als chronisch (Übergang von einem vorübergehenden, in ein dauerhaftes Symptom) eingestuft gilt ein Rückenschmerz, wenn dieser länger als drei Monate anhält (Robert-Koch-Institut, 2012). Auf Grund dieser Häufigkeit wird „Chronischer Rückenschmerz" als Beispiel zur Erklärung chronischer Erkrankungen und deren notwendigen Prozesse für ein gesundheitsorientiertes Handeln im Schaubild in 2.2.1 gewählt.

2.2.1 HBM am Beispiel „Rückenschmerzen"

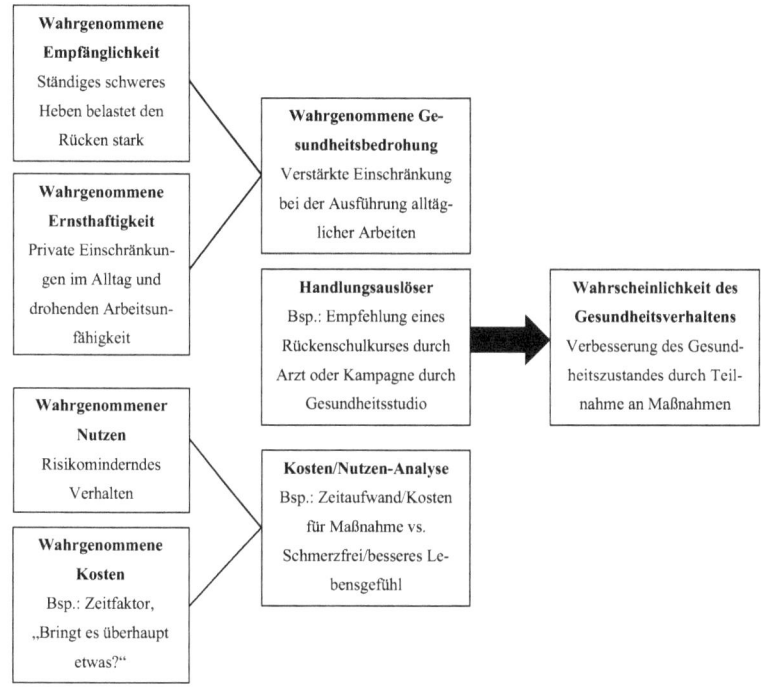

Abb. 2: Health-belief Modell "Rückenschmerzen" einer Pflegekraft (modifiziert nach Becker, 1974)

Die Person im gewählten Beispiel im HBM hat auf Grund ihrer Arbeit im Pflegedienst eine starke Fehlbelastung durch häufiges schweres Heben und klagt über einen langen Zeitraum hinweg über Rückenschmerzen. Eine Teilnahme an einer Rückenschule könnte positive Auswirkungen auf den Gesundheitszustand haben. Die Person wird aber nur an einem solchen Kurs teilnehmen, wenn sie, neben der Erkenntnis empfänglich (**Empfänglichkeit**) für Rückenprobleme zu sein, sich auch über die Konsequenzen ihres derzeitigen Handelns bewusst ist: Einschränkungen im privaten Bereich (Spielen mit den Kindern) oder auch das erhöhte Risiko in der Arbeit auszufallen (**Ernsthaftigkeit**). Wird die Empfänglichkeit bewusst, wird sie mit der wahrgenommene Ernsthaftigkeit zur Bedrohung (**Wahrgenommene Gesundheitsbedrohung**). Darüber hinaus muss die Person erkennen, dass eine entsprechende Maßnahme (Rückenschulkurs, Krafttraining) das oben genannte Risiko mindern kann (**Nutzen**). Zuletzt stehen dem Nutzen die Kosten gegenüber

– der Zeitaufwand ein Fitnessstudio zu besuchen oder aber auch die finanziellen Kosten für ein Rückenschulkurs (**Kosten**). Nach Abwägung mittels Kosten/Nutzen-Analyse benötigt es neben der erkannten Bedrohung oftmals noch einen **Handlungsauslöser** (z.b. eine Empfehlung durch einen Freund, der bereits einen Kurs absolviert hat oder finanzielle Unterstüzung einer Maßnahme seitens des Arbeitgebers) um letztendlich sein Verhalten zu ändern und eine gesundheitsförderliche Maßnahme zu ergreifen.

2.3 Entstehung

Zu Rückenschmerzen zählen Schmerzen in den Regionen unterhalb des Rippenbogens und oberhalb der Gesäßfalte – Ursache, Dauer und Schweregrad können stark variieren, lassen sich aber dennoch klassifizieren (Robert-Koch-Institut, 2012).

Obwohl Rückenschmerzen zu den häufigsten Gesundheitsstörungen überhaupt gehören, muss bei der Ursache zwischen Risikofaktoren die den Rückenschmerz begünstigen und solchen, die die Aufrechterhaltung sowie Chronifizierung fördern, unterschieden werden (Robert-Koch-Institut, 2012).

Einen begünstigenden Faktor stellen arbeitsbezogene Fehlbelastungen dar. Heben und Tragen schwerer Lasten, sowie Zwangshaltungen können Einfluss auf die schmerzhafte Muskelhärte in den Wirbelsäulenregionen haben (Hartmann & Seidel, 2009).

Um als chronisch eingestuft zu werden, muss der Rückenschmerz, wie bereits in 2.2 angeführt, länger als drei Monate anhalten. Da der Zeitraum nicht exakt festgelegt werden kann, wird die Ausprägung in Stadien eingeteilt (sog. Staging) (Robert-Koch-Institut, 2012):

- Schmerzen auch nachts und in Ruhephasen
- Gemeinsames Auftreten mit anderen Schmerzen und körperlichen Beschwerden
- Schmerzen gehen mit negativen Gedanken und Gefühlen einher
- Häufige Arztbesuche und hoher Medikamentenverbrauch

Je mehr dieser Punkte mit dem eigenen Empfinden einhergehen, desto eher gilt der Schmerz als chronifiziert.

Neben den arbeitsbedingten Ursachen fanden Latza et. al. (2000) auch einen Zusammenhang zwischen sozialem Status und einem erhöhten Risiko für Rückenschmerzen.

Personen mit einem höheren sozioökonomischen Status erkranken weniger häufig an schweren Rückenschmerzen - das Risiko für Personen mit Hauptschulabschluss ist dreimal so hoch im Vergleich zu Personen mit Abitur.

2.4 Daten und Zahlen zu „Chronischen Rückenschmerzen"

Laut TK (Techniker, 2016) Report ist fast jeder zehnte Krankschreibungstag in Deutschland auf Rückenbeschwerden zurückzuführen. Generell leidet laut RKI-Studien (GEDA, 2009) jede vierte Frau und jeder sechste Mann an chronischen Rückenschmerzen.

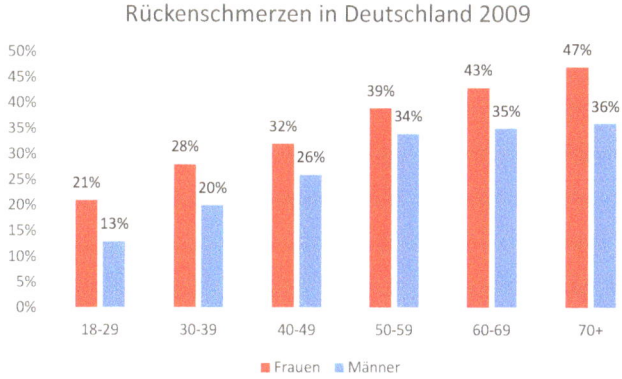

Abb. 3: Rückenschmerzen (mind. drei Monate, fast täglich) in der deutschen Bevölkerung 2009 (modifiziert nach RKI Gesundheitssurvey 2009)

Wie sich zeigt, erhöht sich die prozentuale Anzahl an Personen mit Rückenschmerzen mit steigendem Alter. Generell scheinen, über alle Altersklassen hinweg, Frauen häufiger betroffen zu sein als Männer. Die Konsequenz dieser hohen Zahl an Betroffenen hat Auswirkungen auf den Arbeitsmarkt. In einer Studie der AOK (2011) unter ihren Pflichtmitgliedern liegen Rückenschmerzen in der Rangliste der Erkrankungen, die für die längsten Arbeitsunfähigkeitszeiten verantwortlich sind, auf Rang eins und sind für Rund ein Viertel aller Arbeitsunfähigkeitstage verantwortlich (Statista Research Department, 2017).

Tab. 2: Arbeitsunfähigkeitstage bei AOK-Pflichtmitgliedern (ohne Rentner) aufgrund von Rückenschmerzen (ICD-10-GM: M54) im Jahr 2010 (modifiziert nach WIdO, 2011)

	Arbeitsunfähigkeitsfälle	Arbeitsunfähigkeitstage	Arbeitsunfähigkeitstage je Fall
Frauen	447.735	5.460.098	12,2
Männer	791.569	9.002.416	11,4
Gesamt	1.239.304	14.462.514	11,7

2.5 Präventions- und Interventionsprogramme zur Reduktion von Gesundheitsrisiken oder zu gesundheitsfördernden Effekten

Eine präventive Intervention ist eine Maßnahme, die einen Zustand (in diesem Fall: das Auftreten chronischer Rückenschmerzen) verhindern soll, der bisher nicht eingetreten ist (Lühmann et. al. 2006). Primärpräventionsmaßnahmen (Senkung der Inzidenz einer Erkrankung) für chronische Rückenschmerzen sind nur schwer umsetzbar, da die meisten Rückenschmerzepisoden innerhalb weniger Wochen wieder spontan abklingen (Coste et. al., 1994) und die Bereitschaft der Nutzung von Präventionsangeboten eher gering ist (Lühmann et. al. 2006). Beispiel für eine solche Präventivmaßnahme wäre ein Rückenschulprogramm und die Vermittlung von Rückenschulinhalten an Kinder und Jugendliche (Tilscher & Eder, 1994).

Wirksame Präventionsprogramme um Rückenschmerzen vorzubeugen, existieren jedoch kaum und in einer Studie von Linton und Tulder (2001) zeigte sich, dass beispielsweise das Angebot von Rückenschulkursen bei der (Primär-)Prävention von Rückenbeschwerden nicht effizient zu sein scheint. Das Gleiche gilt für Sekundärpräventionen (Erkennen einer Erkrankung in einem frühen Stadium), da es bei Rückenschmerzen kein subklinisches Stadium gibt (Lühman et. al., 2006) – d.h. es ist aus klinischer Sicht nur schwer erkennbar, ob die Schmerzen länger anhaltend und demzufolge auch chronisch verlaufen können. In diesem Stadium könnten Rückenschulprogramme im optimalen Fall zwar einsetzen, da der Betroffene bereits unter Schmerzen leidet und eher gewillt ist, an einem Kurs teilzunehmen. Da aber, wie eingangs erwähnt, Rückenschmerzen wieder abklingen können und nicht zwangsläufig chronisch verlaufen müssen, können präventive Maßnahmen insbesondere für *chronische Rückenschmerzen* erst in der Tertiärprävention (Verhindern der Verschlimmerung bzw. Verhindern von Begleit- und Folgeerkrankungen) greifen. Hier finden sich hauptsächlich rehabilitative Maßnahmen mit psychologisch-intervenierenden Komponenten bei Vorliegen psychosozialer Risikofaktoren, physiotherapeutische Maßnahmen sowie Entspannungsübungen (wie z.B. Autogenes Training oder Progressive Muskelrelaxion), die überwiegend im Rahmen stationärer Behandlung stattfinden (Lühmann et. al., 1998).

Die Therapieformen können zwischen *nicht-medikamentösen* und *medikamentösen* Verfahren unterschieden werden. Beispiele für nicht-medikamentöse Verfahren sind – neben den genannten Entspannungsübungen – beispielsweise die Ergotherapie oder die Rückenschule. Aber auch Akupunktur kann zur Behandlung angewendet werden (Nationale VersorgungsLeitlinie, 2017).

Die Nationale VersorgungsLeitlinie empfiehlt in höchstem Maß eine Bewegungstherapie, kombiniert mit edukativen Maßnahmen nach verhaltenstherapeutischen Prinzipien zur Behandlung chronischer Kreuzschmerzen. Schränken die Schmerzen jedoch alltagsrelevante Aktivitäten oder die berufliche Wiedereingliederung derart ein, wird die Teilnahme an Rehabilitationssport empfohlen. Eine weitere Empfehlung sieht die Nationale VersorgungsLeitlinie in der kognitiven Verhaltenstherapie: Hierbei soll im Rahmen von Bewegungsprogrammen oder multimodalen Behandlungskonzepten versucht werden falsche, negative Denkmuster durch realistischere und weniger schädliche Gedanken zu ersetzen (IQWiG, 2019) und somit zu einem besseren Problemmanagement führen.

Medikamentöse Anwendungen sollen den Betroffenen helfen, alltägliche Aufgaben wieder aufnehmen zu können; bei chronischen Rückenschmerzen werden beispielsweise Antidepressiva eingesetzt (Robert-Koch-Institut, 2012). Eine Opiodtherapie wird ebenfalls empfohlen und sollte laut Nationaler VerhaltensLeitlinie regelmäßig evaluiert werden.

Operative Verfahren werden derzeit nicht empfohlen – auch auf Grund der vielseitigen Möglichkeiten nicht operativer Maßnahmen.

2.6 Konsequenzen für eine gesundheitsorientierte Maßnahme

Eine betroffene Person mit chronischen Rückenschmerzen hat über einen längeren Zeitraum keine Maßnahmen ergriffen um dem Schmerz entgegenzuwirken. Gründe für dieses Verhalten können vielschichtig sein – von Zeitmangel, fehlender Aufklärung bis hin zu fehlender Motivation. Für einen Berater, der diese Person zu einer gesundheitsorientierten Maßnahme bewegen möchte ist es wichtig, die Resilienz der Person zu stärken. Es gilt beispielsweise das Setzen realistischer Ziele, Langzeitperspektiven, der Glaube an die eigene Kompetenz oder auch die Tatsache, dass Krisen überwindbar sind, entsprechend und individuell zu vermitteln.

Eine weitere wichtige Bedingung für die erfolgreiche Umsetzung einer gesundheitsförderlichen Maßnahme ist die Bildung einer Handlungskompetenz. Der Klient soll zur Selbstreflexion angeregt werden und durch Setzen von Zielen in seinem Vorhaben unterstützt werden. Hierbei spielt die Selbstwirksamkeitserwartung eine Rolle; der Betroffene soll erkennen, dass durch eine positive Einstellung und dem Willen schmerzfrei zu werden, erreichbar sind. Er muss auch bereits durch kleine Erfolgserlebnisse bestärkt werden, sodass es dem Berater weiterhin gelingt, mit dem Klienten ein positives Gefühl in der Umsetzung seiner Verhaltensänderung zu erarbeiten und diese neu erworbene Handlungsbereitschaft aufrechtzuerhalten.

3 Aufgabe 3 – Beratungsgespräch

Im Folgenden wir eine gesundheitspsychologische Beratung anhand des „Fallbeispiels 2" – Thema „Rückenschmerzen" aus der Aufgabenstellung der Einsendeaufgabe dargestellt.

3.1 Einordnung anhand des Transtheoretischen Modells (TTM)

Das TTM ist, neben des in 2.2 erläuterten HBMs, ein weiteres Modell zur Beschreibung gesundheitsbezogener Verhaltensänderungen. Diese werden hierbei in fünf Stufen (Stages of Change) eingeteilt, die jeweils den motivationalen Zustand der Person beschreiben (Uhl & Lutz, 2020).

Tab. 3: Stages of Change im TTM (modifiziert nach Uhl & Lutz, 2020)

Stufe 1	Stufe 2	Stufe 3	Stufe 4	Stufe 5
Precontemplation	Contemplation	Preparation	Action	Maintenance
Kein Problembewusstsein und kein Änderungswunsch des aktuellen Verhaltens	Problembewusstsein besteht, Verhaltensänderungen werden in Erwägung gezogen	Anstreben und Planen einer Veränderung	Tatsächlich aktive Änderungen	Aufrechterhaltung und Stabilisierung von Verhaltensänderungen

Herr Fischer befindet sich im TTM auf Stufe 2; er ist sich über sein Problem bewusst und strebt eine Verhaltensänderung an, um seine Rückenschmerzen zu lindern bzw. zu bekämpfen. Er hat die Absicht sein Verhalten zu ändern, sich jedoch noch nicht zu einer Handlung entschlossen – noch überwiegen die Nachteile einer gesundheitsfördernden Maßnahme. In dieser Phase wird versucht, ein handlungswirksames Ziel zu erarbeiten und ein Problembewusstsein zu schaffen. Da noch die Nachteile überwiegen, ist es notwendig an diesem Punkt mittels Kosten/Nutzen-Analyse zu verdeutlichen, dass der Nutzen, sprich die Vorteile, überwiegen können. Die *Kosten-Nutzen-Waage* oder ein *Vierfelder-Schema* können hilfreich sein, um dem Betroffenen die Abwägung zu verbildlichen. Ziel dieser Maßnahmen ist es, in die nächste Stufe überzugehen. Hier soll die Umsetzung einer Verhaltensänderung durch konkrete Handlungsstrategien geplant werden. In dieser sogenannten präaktiven Volitionsphase überwiegt der Nutzen und durch realistisch gesetzte Teilziele schätzt der Klient sein Vorhaben als machbar ein. Herr Fischer erkennt, dass die Vorteile (Schmerzfreiheit; wieder Fußball spielen) gegenüber den Nachteilen (Zeitaufwand für Maßnahme) überwiegt. Ziel ist es, seine Selbstwirksamkeit zu erhöhen und durch Präsentation eines lösungsorientierten Handlungsplans kann er hier in Stufe 4 gelangen: Sein Vorhaben in die Tat umsetzen. Er entscheidet sich für eine gesundheits-fördernde Maßnahme, beispielsweise die Teilnahme an einem Rückenschulkurs und ist entschlossen genug, um aktiv daran teilzunehmen. Hier ist der Aufwand für den Klienten am größten, das Rückfallrisiko in alte Gewohnheiten ist hoch – die Stärkung der Resilienz vom Betroffenen ist in dieser heiklen Phase besonders wichtig. Die Verhaltensänderun-gen sollen natürlich Bestand haben und daher ist es wichtig, in dieser aktionalen Voliti-onsphase das neue Verhalten zu stabilisieren und Unterstützung zu leisten, um erfolgreich in Stufe 5 übergehen und vor allem bleiben zu können.

3.2 Rolle des Beraters

Bevor ein Klient zu einem Beratungsgespräch empfangen werden kann, müssen einige Vorbereitungen getroffen werden. Hierzu ist es notwendig, für ein angenehmes Ge-sprächsklima zu sorgen: Ein Raum, in welchem ein ungestörtes Gespräch unter ruhiger Atmosphäre stattfinden kann. Der Berater sollte für das Gespräch vorbereitet sein; alle nötigen Informationen die er bereits über den Klienten hat, sollte er verinnerlichen und Notizen sowie Schreibmaterial bereithaben, um weitere Bemerkungen skizzieren zu kön-nen.

Bei der ersten Kontaktaufnahme sind das Auftreten und der korrekte Einsatz verbaler, sowie nonverbaler Kommunikation entscheidend um einen positiven ersten Eindruck zu vermitteln. Hierbei ist es wichtig, auf den Kunden zuzugehen und ihn mit Namen zu be-grüßen. Eine offene und freundliche Haltung, die über den kompletten Gesprächsverlauf hinweg erhalten bleiben sollte ist Grundlage, um dem Klienten ein geeignetes Gesprächs-klima zu bieten und eine positive Beziehungsebene zum ihm aufzubauen.

Im Beratungsgespräch ist es hilfreich, offene (W-) Fragen zu stellen, aktiv zuzuhören und vor allem den Klienten über sich selbst und seine Probleme aber auch Motivation erzählen zu lassen. Das Verhältnis der Gesprächsanteile von Berater zu Kunde sollte im Optimal-fall bei 30 zu 70 bzw. 40 zu 60 liegen. Der Klient sollte durch die richtige Fragestellung zur Selbstreflexion angeregt werden, um aus eigenem Antrieb zu erkennen, dass eine ge-sundheitsorientierte Maßnahme für ihn hilfreich sein kann. Da es im Coaching nicht *die eine perfekte Lösung des Problems* gibt, muss der Kunde selber den für ihn optimalen Lösungsweg erkennen. Der Berater unterstützt ihm bei der Erarbeitung dieses Wegs und zeigt ihm, wie er seine vorhandenen Ressourcen und Kenntnisse korrekt einsetzt, um seine Ziele (Zielsetzung – ebenfalls ein Faktor den Berater und Klient zusammen erarbeiten) zu erreichen.

Die richtige Coachinghaltung (umfasst den gesamten Beratungs- und Betreuungsprozess) ist im Beratungsgespräch relevant, um das Selbstvertrauen zu stärken und auch durch positives Zureden und Loben die Selbstwirksamkeitserwartung zu erhöhen – dies kann durch Aufzeigen kleiner Erfolge im Vorhaben- oder auch einer bereits vorhandenen Handlungsbereitschaft seitens des Klienten geschehen.

3.3 Gesprächsverlauf

(linksbündig: Berater – *rechtsbündig, kursiv: Klient*)

Guten Tag Herr Fischer, mein Name ist Toni Werner. Was führt Sie heute zu mir?

Hallo Herr Werner, ich leide jetzt seit über einem Jahr unter Rückenschmerzen, halte es nicht mehr aus und habe mich dazu entschlossen, endlich etwas dagegen zu tun.

Das ist schon einmal ein erster richtiger Schritt, dass Sie sich entschlossen haben etwas dagegen zu tun und heute hier bei mir sind! Haben Sie darüber hinaus schon etwas unternommen, sprich, treiben Sie zum Beispiel Sport?

Nein, ich mache momentan nichts. Ich habe vor fünf Jahren regelmäßig Fußball gespielt, aber aktuell bin etwas faul.

Warum spielen Sie nicht mehr?

Ich weiß es nicht wirklich, mir hat der Antrieb gefehlt. Natürlich haben mich auch meine Rückenschmerzen daran gehindert.

Was machen Sie beruflich?

Ich bin Beamter im Jugendamt, sitze also viel am Schreibtisch.

Eine sitzende berufliche Tätigkeit ist natürlich ein einflussreicher Faktor beim Thema Rücken- oder auch Nackenschmerzen. Abgesehen vom Fußball, wie beeinträchtigen Sie diese Schmerzen auch in alltäglichen Aufgaben?

Ich kann oftmals nicht richtig schlafen, oder auch wenn ich mich mit Freunden treffe, kann ich nicht lange auf einem Stuhl sitzen.

Solche Einschränkungen sind natürlich nicht schön, wann haben Sie denn letztendlich den Entschluss gefasst, dass es so nicht weitergehen kann?

Freunde wollten vor Kurzem mal wieder ein bisschen kicken gehen, ich konnte leider nicht mitkommen, weil mein Rücken mir einen Strich durch die Rechnung gemacht hat.

Würden Sie gerne wieder Fußball spielen können?

Ja, definitiv! Ich wäre gerne schmerzfrei oder zumindest in der Lage, alltäglichen Dingen ohne große Probleme und Einschränkungen entgegenzutreten.

Das glaube ich Ihnen – Was denken sie, was passiert, wenn Sie so weitermachen wie bisher?

Ich denke oder befürchte, dass es noch schlimmer werden könnte und ich mich immer schlechter bewegen kann.

Sie sind hier, das ist schon mal gut. Das heißt, sie sind motiviert etwas gegen Ihre Schmerzen zu tun und Zeit für Ihre Gesundheit zu investieren?

Auf jeden Fall, ich will etwas tun, habe viel zu lange damit gewartet.

Was hat Sie bisher davon abgehalten, etwas gegen Ihr Rückenleiden zu tun?

Ich habe einfach nicht gewusst, wo und wie ich am Besten anfangen soll, welches der richtige Weg ist.

Dann möchte ich Ihnen helfen, den für Sie richtigen Weg zu finden, sodass Sie bald wieder ihre Fußballschuhe schnüren können.

Das ist schön zu hören, ich hoffe, ich schaffe das.

Wir schaffen das gemeinsam. Wir erarbeiten Ihnen einen tollen Trainingsplan, mit dem sie Ihr Leiden hoffentlich in den Griff bekommen. Können Sie sich vorstellen, zwei- bis dreimal in der Woche in ein Fitnessstudio zu gehen um dort eine Stunde zu trainieren?

Ich denke schon, ich habe zwei Mal in der Woche bereits mittags Feierabend, danach hätte ich eigentlich Zeit. Fußballspielen hat ja auch geklappt, ich habe einfach alles schleifen lassen.

Das ist schon einmal sehr gut – die Zeit zu haben und sich auch zu nehmen ist ein wichtiger Faktor. Wie können Sie sich selber bei der Umsetzung kontrollieren um auch motiviert zu bleiben?

Wenn ich erste Erfolge sehe und vielleicht merke, dass es mir besser geht wäre das schon einmal ein Anfang und würde mich bestärken weiterzumachen. Und natürlich mit den Jungs wieder Fußball spielen können!

Ihre Einstellung ist sehr gut. Ich sehe, sie haben die Motivation und den Willen dem Rückenschmerz den Kampf anzusagen. Ich möchte Sie dabei unterstützen. Wir vereinbaren für nächste Woche einen Termin und ich schreibe Ihnen bis dahin einen Trainingsplan, den Sie dann, unter meiner Anleitung, in unserem Studio auch gleich in die Tat umsetzen können. Sie schreiben bis dahin auf, welche Ziele in welcher Zeit Sie erreichen möchten und wir gehen diese dann gemeinsam an und schauen, ob sie realistisch und natürlich auch umsetzbar sind.

4 Literaturverzeichnis

AOK-Bundesverband (2016). Lexikon *Chronische Erkrankungen*. Abgerufen am 29.02.20 20, von https://www.aok-bv.de/lexikon/c/index_00275.html

Bandura, A. (1994). Self-efficacy. In V.S. Ramachaudran (Ed.), *Encyclopedia of human Behavior*. (4. Aufl.). 71-81. New York: Academic Press.

Becker, M. H. (1974). The health belief model and personal health behavior. *Health Education Monographs*. 324-473

Bengel, J. (2010). *Psychosoziale Folgen chronischer körperlicher Erkrankungen Präven tion und Behandlung.* Abgerufen am 01.03.2020 von https://www.dza.de/uploads/media/Praesentation_von_J_Bengel.pdf

Bundesärztekammer (BÄK), Kassenärztliche Bundesvereinigung (KVB), Arbeitsgemeinschaft der Wissenschaftlichen Medizinischen Fachgesellschaften (AWMF) & Nationale VersorgungsLeitlinie (2017). *Kreuzschmerz - Langfassung*

Coste, J. Delecoeuilleirie, G., Cohen de Lara, A. et. al. (1994). *Clinical Course and prog nostic factors in acute low back pain: an inception cohort study in primary care practice.* 577-580.

Dohnke, B., Müller-Fahrnow, W. & Knäuper, B. (2006). Der Einfluss von Ergebnis- und Selbstwirksamkeitserwartungen auf die Ergebnisse einer Rehabilitation nach Hüftgelenkersatz. *Zeitschrift für Gesundheitspsychologie, 14 (1),* 11-20.

Fuchs, R. & Schwarzer, R. (1994). Selbstwirksamkeit zur sportlichen Aktivität: Reliabilität und Validität eines neuen Meßinstruments. *Zeitschrift für Differentielle und Diagnostische Psychologie, 15 (3),* 141-154. Freie Universität Berlin

GEDA (2012). *Gesundheit in Deutschland aktuell 2012.* Robert-Koch-Institut (Hrsg.)

GEDA (2009). *Prävalenz chronischen Krankseins.* Robert-Koch-Institut (Hrsg.)

Hartmann, B. & Seidel, D. (2009). *Arbeitsmedizinische Muskel-Skelett-Befunde und ihre Beziehung zu arbeitsbedingten körperlichen Belastungen – Befunde in den Wirbelsäulenregionen.* Zbl Arbeitsmed. 59, (S. 258-268)

Institut für Qualität und Wirtschaftlichkeit im Gesundheitswesen (IQWiG) (2019). *Kog nitive Verhaltenstherapie.* Abgerufen am 07.03.2020, von https://www.gesundheitsinformation.de/kognitive-verhaltensthera-pie.2136.de.html

Krämer, L. (2020). Health belief model. In M.A. Wirtz (Hrsg.), Dorsch – *Lexikon der Psychologie*. Abgerufen am 01.03.2020, von https://m.portal.hogrefe.com/dorsch/health-belief-model/

Linton S.J. & Tulder, M.W. (2001). *Preventive interventions for back and neck pain prob lems: what is the evidence?* 778-787.

Lühmann, D., Burkhardt-Hammer, T., Stoll, S. & Raspe, H. (2006). *Prävention rezidivierender Rückenschmerzen – Präventionsmaßnahmen in der Arbeitsplatzumgebung.* Deutsches Institut für Medizinische Dokumentation und Information (DIMDI) (Hrsg.). Köln, 1. Auflage 2006.

Lühmann, D., Kohlmann, T. & Raspe, H. (1998). *Die Evaluation von Rückenschulprogrammen als medizinische Technologie.*

Robert-Koch-Institut (2012). *Heft 53 Rückenschmerzen.* Gesundheitsberichterstattung des Bundes. Abgerufen am 02.03.2020, von
https://www.rki.de/DE/Content/Gesundheitsmonitoring/Gesundheitsbericht erstattung/GBEDownloadsT/rueckenschmerzen.pdf?blob=publicationFile

Schneider, J. & Rief, W. (2007). Selbstwirksamkeitserwartungen und Therapieerfolge bei Patienten mit anhaltender somatoformer Schmerzstörung (ICD-10: F45.4). *Zeitschrift für Klinische Psychologie und Psychotherapie, 36 (1)*, 46-56.

TK, die Techniker (2016). *Volkskrankheit Rückenschmerzen.* Abgerufen am 02.03.2020, von
https://www.tk.de/techniker/magazin/sport/gesunder-ruecken/volkskrankheit-rueckenschmerzen-2007866

Uhl, M. & Lutz, W. (2020). Transtheoretisches Modell. In M.A. Wirtz (Hrsg.), Dorsch – *Lexikon der Psychologie.* Abgerufen am 08.03.2020, von
https://portal.hogrefe.com/dorsch/transtheoretisches-modell-1/

Warner, L. (2020). Selbstwirksamkeitserwartung. In M.A. Wirtz (Hrsg.), Dorsch – *Lexikon der Psychologie.* Abgerufen am 29.02.2020, von
https://portal.hogrefe.com/dorsch/selbstwirksamkeitserwartung/

Wissenschaftliches Institut der AOK (WIdO) (2011). *Die 10/20/50 Erkrankungen mit den längsten Arbeitsunfähigkeitszeiten in Tagen bei AOK-Pflichtmitgliedern ohne Rentner.* WIdO, Berlin

5 Abbildungs- und Tabellenverzeichnis

5.1 Abbildungsverzeichnis

5.2 Tabellenverzeichnis

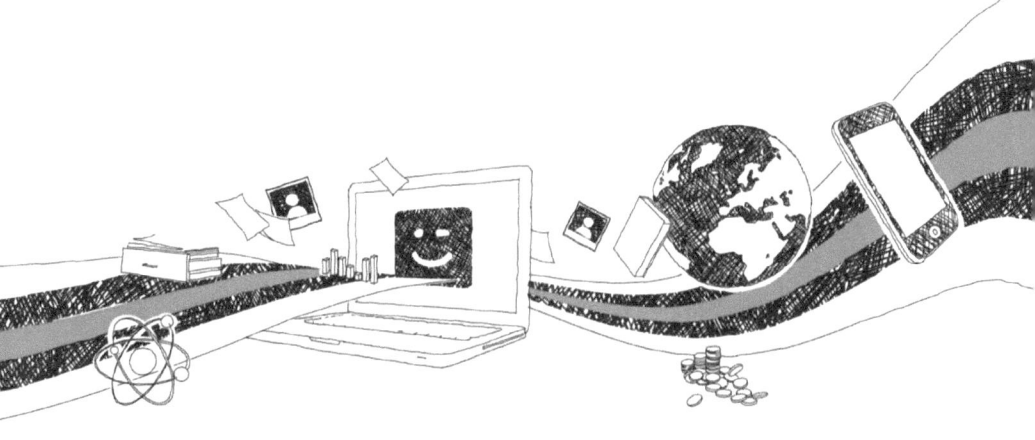